Td 35 81 A

LE

CONSEILLER SECRET

DES

FEMMES

IMPRIMERIE DE GEORGES KUGELMANN
RUE GRANGE-BATELIÈRE, 13.

LE

CONSEILLER SECRET

DES

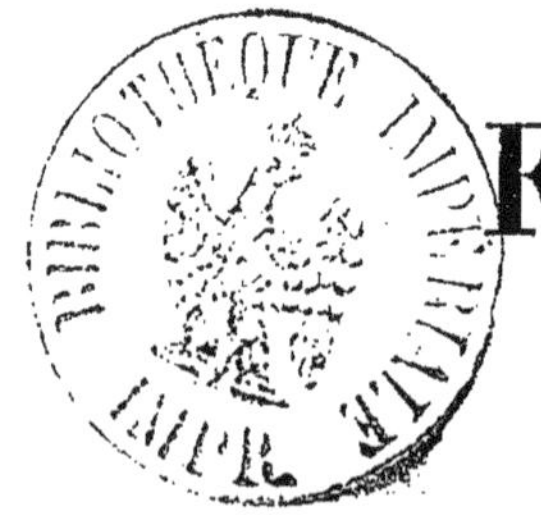

FEMMES

OU

CONSEILS SUR LES MOYENS DE SE PRÉSERVER
DES MALADIES QUI
ATTEIGNENT SPÉCIALEMENT LES FEMMES

PAR

Mme WION PIGALÉ

Maitresse sage-femme de la Faculté de Médecine de Paris

PARIS

CHEZ L'AUTEUR
35, Rue Fontaine-Molière, 35.

1861

CONSEILLER SECRET

DES FEMMES

CHEZ L'AUTEUR

35, *Rue Fontaine-Molière, à Paris.*

INTRODUCTION

Après dix années d'études consacrées spécialement aux MALADIES DES FEMMES, j'ai cru devoir donner, aux personnes de mon sexe, quelques avis propres à les prémunir contre ces affections, quelques conseils simples pour les guérir ou les soulager.

Je suis convaincue, par des observations nombreuses, que beaucoup de femmes sont atteintes de maladies utérines; et que, c'est par un sentiment de pudeur inhérent à notre sexe qu'elles n'osent dévoiler leurs souffrances à un médecin, ni à plus forte raison se soumettre à un examen des organes malades ; et d'un autre côté, l'expérience de tous les jours m'a appris, que ces maladies, abandonnées à elles-mêmes, font sans cesse des progrès, et qu'il arrive une période où leur influence pernicieuse sur la santé ne peut être que difficilement entravée. Que de malheureuses femmes sont condamnées, par les suites graves de ces maladies, non soignées ou méconnues, à un REPOS COMPLET, à des

DIGESTIONS PÉNIBLES, à LA PERTE DE L'EMBONPOINT, à une figure qui exprime la souffrance et qui a perdu la fraîcheur et la jeunesse !

Ce qui m'a le plus vivement frappée, c'est que les maladies de matrice sont souvent complétement méconnues. Les gens du monde s'en occupent si peu, qu'ils traitent avec la plus grande légèreté quelques-uns des symptômes qui en annoncent le commencement. On croit que les MAUX DE REINS, les FLUEURS BLANCHES, ne méritent qu'une attention médiocre; on se trompe; car le plus souvent ces symptômes sont l'indice d'une inflammation de matrice, de déplacements subis par cet organe ; et si on intervient de bonne heure par un traitement bien dirigé, on en triomphe avec une très-grande facilité ; tout comme on éprouve les plus grands obstacles, et qu'il faut déployer de grands efforts et une grande persévérance pour guérir la maladie, quand elle est ancienne.

Je m'attacherai dans cet opuscule à faire connaître les causes prédisposantes des principales maladies qui font l'objet de ma spécialité ; on entend par *prédisposition* la faculté qu'a le corps de recevoir telle ou telle impression morbifique ; mais pour que cette prédisposition soit réduite à l'acte, elle doit être excitée par diverses causes, qui par leur influence favorisent son développement. Les maladies qui trouvent leur source dans une disposition particulière de l'économie ne peuvent guérir radicalement qu'autant que, par des soins soutenus, on parvient à modifier en partie la constitution du sujet.

DE LA MENSTRUATION

La menstruation est une fonction propre à la femme, et qui s'accomplit périodiquement chaque mois. Dans les premières années de la vie, on n'observe encore chez la jeune fille que les fonctions générales qui sont communes à l'un et l'autre sexes. Arrivée à l'époque de la puberté, la jeune fille devient femme et, par cela seul, est exposée à une série d'incommodités et même de maladies graves. Aussi, est-ce à cette époque qu'une mère doit redoubler de surveillance sur sa fille ; il est même important qu'elle mette son enfant au courant des précautions à prendre, pour éviter tout dérangement dans cette évacuation périodique.

Une terreur subite, le passage de la chaleur à un endroit froid ou humide peuvent amener la suppression des règles ; l'ignorance où sont beaucoup de jeunes personnes, d'un phénomène commun à toutes les femmes, et souvent un sentiment de pudeur mal entendu, les empêchent de se plaindre de leur situation fâcheuse, avant que le mal ait fait des progrès.

Hors le temps de la grossesse et de l'allaitement, le flux menstruel est le régulateur de la santé de la femme ; sa suppression ou son dérangement ne manquent jamais d'altérer la santé, en troublant toutes les fonctions de l'économie. Plusieurs femmes pendant les règles sont sujettes à des caprices très-bizarres; leur goût change, elles sont portées à la tristesse, elles sont plus sujettes aux émotions; cette altération dans leur moral doit disposer tous ceux qui les entourent à redoubler d'égards pour elles à cette époque.

Cette fonction, déterminant des changements dans l'organisme, doit être surveillée avec soin; les femmes exigent une direction particulière. Lorsque leur conduite est bien éclairée dans cette circonstance, elles peuvent éviter beaucoup d'accidents dont leur santé et même leur existence sont alors menacées, et qui le plus souvent trouvent leur source dans les erreurs que leur font commettre dans le régime, soit physique, soit moral, les préjugés dont elles sont imbues.

DE LA CHLOROSE

OU DES

PALES COULEURS

Il est d'observation que cette maladie atteint le plus habituellement les jeunes personnes des villes, en raison de leur faiblesse extrême ; elle est très-rare chez les filles des campagnes, dont une santé robuste est le partage. La vie indolente des jeunes filles nées dans une condition aisée les rend faibles et très-sujettes à la chlorose; les jeunes filles qui, par état, mènent une vie sédentaire, telle que les ouvrières, sont aussi très-sujettes aux pâles couleurs.

La chlorose est due le plus souvent à la lenteur et à l'action irrégulière de la matrice, à l'inertie de cet organe ; chez les femmes d'un certain âge, elle se rattache fréquemment à une affection du col de la matrice. Elle est souvent produite par les crises menstruelles, à l'époque où les règles s'établissent, par une nourriture insuffisante; les jeunes filles craignent de manger beaucoup dans l'idée de conserver une taille svelte; elles font usage de corsets trop serrés. L'habitation dans les grandes villes, et surtout l'habitation dans une chambre mal aérée, un esprit romanesque, un travail forcé disproportionné avec la constitution du sujet, un séjour trop prolongé au lit, ou bien le défaut de sommeil, les maladies de l'enfance non soignées, des hémorrhagies abondantes, voilà encore autant de circonstances dans lesquelles la chlorose se manifeste.

On reconnaît cette maladie aux traits suivants: face pâle, lèvres décolorées, gencives pâles, yeux cernés, languissants, sensation de fatigue au moindre exercice, respiration accélérée, et battements de cœur quand la malade monte un escalier, ou bien quand elle court; défaut d'appétit, ou bien besoin de manger fréquent, goûts bizarres pour certaines boissons acides, suc de citron, vinaigre, ou bien encore pour le café en grains, le charbon, etc.; douleurs d'estomac pendant la digestion ou pendant l'intervalle; constipation, diarrhée, frayeurs nocturnes, étouffements, cauchemar, etc.

Le caractère des malades change; elles deviennent tristes; elles aiment et recherchent la solitude. Demandez à votre fille si elle souffre, elle dira que non, car il lui sera impossible d'analyser le mal qu'elle ressent. Aussi est-ce à la femme expérimentée à prévoir d'où viennent ces malaises, que j'ai fait connaître, et à surveiller le traitement dont il me reste à indiquer les principales particularités.

Je suis parvenue très-souvent à faire disparaître la chlorose chez de jeunes filles malades depuis longtemps en les assujettissant à prendre une bonne nourriture : viandes rôties, consommés, vins de Bordeaux; en leur recommandant l'habitation et surtout le couchage dans une chambre au midi; en leur faisant prendre tous les jours des exercices variés en rapport avec leur position sociale : promenades à pied, à cheval, gymnastique, natation, etc.; en leur administrant à l'intérieur des préparations ferrugineuses, des tisanes amères et toniques.

CATARRHE UTÉRIN

OU

PERTES BLANCHES

Le catarrhe utérin affecte plus spécialement les femmes mariées, quoique cependant quelques jeunes filles en soient incommodées. Il est le plus souvent la conséquence d'une faiblesse de constitution, d'un tempérament lymphatique, d'injections irritantes, d'un mauvais état de l'estomac et des intestins, de la présence de vers intestinaux, de l'usage d'aliments indigestes, de la bière, du cidre, de fruits verts, de viande salée, de café au lait pris en trop grande grande quantité, de la suppression des règles et de l'allaitement. Au nombre des causes qui déterminent les écoulements blancs, on doit placer, en première ligne, les ulcérations du col de la matrice, les érosions, les excoriations; il suffit souvent de quelques cautérisations pour voir disparaître l'écoulement.

Les femmes ont le tort d'attendre beaucoup trop longtemps, avant de recourir à des soins médicaux; c'est en raison de cette circonstance, que la maladie, d'aigüe qu'elle était dans le principe, passe à l'état chronique. Au début de cette affection, les femmes éprouvent une sensation de chaleur brûlante, une pesanteur dans le bassin, des lassitudes spontanées, de l'insomnie la peau est chaude et sèche ; il y a des envies fréquentes d'uriner.

L'état chronique est presque toujours la terminaison de l'état aigu ; les malades se plaignent de maux d'estomac, de faiblesse et de fatigue au moindre exercice; elles sont très-impressionnables au froid; souvent, elles accusent une sensation de froid glacial au bas des jambes et aux genoux. Les pertes blanches sont quelquefois accompagnées de troubles dans la menstruation. Elles peuvent déterminer des ulcérations, tout comme des ulcérations peuvent y donner naissance.

J'ai guéri bien des fois les flueurs blanches, au moyen d'un régime tonique, de boissons amères, de préparations de fer, de bains de rivière, ou mieux encore de mer, pendant la belle saison ; par des injections médicamenteuses répétées plusieurs fois dans la journée, en recommandant d'éviter l'usage de chaufferettes, dont la chaleur est une cause bien propre à entretenir une congestion locale.

DE LA MÉTRORRHAGIE

OU DES

PERTES EN ROUGE

On appelle ainsi tout écoulement de sang abondant provenant de la matrice, que cet écoulement ait lieu à l'époque des règles ou dans l'intervalle. La métrorrhagie peut se manifester dans deux conditions différentes : pendant la grossesse, ou bien en dehors de la gestation. Nous ne nous occupons ici que de l'hémorrhagie en dehors de la grossesse. L'écoulement rouge peut être continu, c'est-à-dire exister sans interruption, ou bien être intermittent.

Tantôt la cause est locale et dépend d'une maladie utérine, tantôt la cause est générale et dépend alors d'un état de l'organisme; dans ce dernier cas, la métrorrhagie est due à la chlorose, ou au contraire à un tempérament sanguin et à une très-forte constitution ; elle se montre à l'âge critique, à la suite de fatigues excessives de danse, d'équitation, de bains de siége chauds, de l'usage de chaufferettes ; enfin elle paraît être la conséquence des affections vives de l'âme, comme la colère, l'ambition.

Quand elle reconnaît pour point de départ une cause locale, elle se rattache à une inflammation de la matrice, à un corps fibreux, à un polype utérin, au cancer de la matrice.

Beaucoup de pertes en rouge sont précédées d'un malaise général, d'une pesanteur, de chaleur et de douleurs dans le bassin, de constipation, quelquefois de diarrhée, de lassitudes spontanées, d'ardeur, de démangeaisons des organes génitaux. Dès que le sang paraît, dans la plupart des cas, les phénomènes que nous venons d'indiquer se calment. Quand la perte est abondante, il survient des défaillances, des maux d'estomac ; la malade devient irritable, elle est dans un état nerveux très-prononcé; aussi doit-on redoubler de précautions pour éloigner d'elle toute émotion morale.

Toutes les fois que je suis appelée auprès d'une malade atteinte de pertes rouges, je lui recommande le repos et même la position horizontale si la perte est très-abondante. Je lui fais pratiquer des injections légèrement astringentes. Si elle accuse des douleurs dans le bassin, si le ventre est sensible à la pression, je fais appliquer quelques sangsues. J'administre un léger purgatif pour vider l'intestin; car j'ai remarqué bien souvent que la constipation entretient la matrice dans un état de congestion. Lorsque les pertes ne cèdent pas aux moyens précédents, je soupçonne une maladie organique, et l'examen des organes ne tarde pas à m'apprendre s'il existe une affection cancéreuse ou un polype de l'utérus.

INFLAMMATION UTÉRINE.

Elle se présente à l'état aigu ou à l'état chronique. Dans le premier cas, les malades éprouvent des douleurs trop vives pour ne pas invoquer immédiatement les secours de l'art; aussi me dispenserai-je d'en parler, pour ne considérer que l'inflammation chronique. Lorsque cette dernière est négligée, elle produit successivement l'ulcération, le squirhe, le cancer de la matrice. Une pudeur mal placée porte les femmes à taire et à cacher cette maladie au début. Combien il en est qui ont payé de leur vie un aveu trop tardif! Au nombre des causes, nous citerons le tempérament lympathique ou les pertes rouges, les fausses couches répétées, les injections astringentes, l'administration de substances emménagogues.

Les femmes éprouvent une sensation de pesanteur dans le bassin, des douleurs dans les aines, les reins, les cuisses, le dos; de la constipation, des envies fréquentes d'uriner, et quelquefois une difficulté à accomplir cette fonction; elles ont un écoulement d'un blanc visqueux, ou bien sanguinolent; quelquefois l'écoulement manque; la face est pâle, les yeux cernés, l'embonpoint se perd, le ventre est douloureux à la pression, il y a des accidents nerveux très graves. Les femmes sont stériles, ou bien, si elles conçoivent, il est rare que l'accouchement ait lieu à terme.

Pour combattre ces accidents, il faut modérer l'inflammation par des bains de son tièdes, des demi-lavements tièdes à l'eau de guimauve ou de graine de lin, des injections adoucissantes avec une décoction de guimauve et de tête de pavots; le repos absolu dans la position horizontale, quand il est permis à la malade de le faire, sans nuire à ses affaires. Il est bon d'éviter la danse, le théâtre; ce dernier plaisir, en procurant des émotions souvent fort vives, est très nuisible, en ce sens qu'il exalte l'imagination; celle-ci réagit sur le système nerveux, qui est déjà excité par la maladie dont il est question ici.

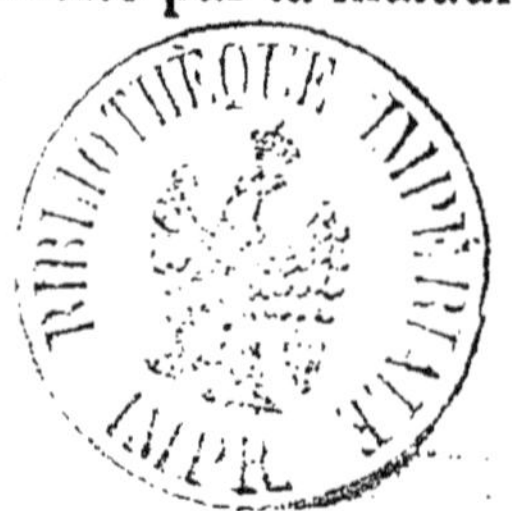

DU PRURIT DES ORGANES

DE LA

GÉNÉRATION

Cette maladie est caractérisée par des démangeaisons quelquefois si violentes, que les personnes qui en sont affectées se grattent avec beaucoup de force et produisent des excoriations; bien que celles-ci soient suivies de cuissons, les malades ne peuvent maîtriser le besoin impérieux qu'elles ressentent de se gratter. Il en résulte une irritation parfois tellement vive, que le sommeil en est interrompu ou nul. Cette maladie est assez rare chez les jeunes filles; on l'observe plus fréquemment à l'époque critique. Elle est due au défaut comme aux excès d'exercice, au séjour trop prolongé dans le lit, à la suppression des règles, à une nourriture trop substantielle, telles que du gibier, des salaisons, des mets épicés ; à des écoulements blancs, à des irritations de toutes sortes. Le système nerveux est dans un état d'excitation extrême; la malade pâlit, maigrit, les fonctions digestives sont troublées, le passage des urines détermine des cuissons très-violentes.

Je me suis convaincue, par mes observations personnelles, que le régime doit être pris en grande considération, quand on veut guérir cette affection.

Les malades devront se priver de café, de thé ; éviter de manger des viandes salées ; elles boiront de l'eau rougie, des tisanes rafraîchissantes; elles prendront des bains tièdes entiers à l'eau de son; elles éviteront les bains de siége; elles lotionneront la partie malade, trois ou quatre fois par jour, avec une décoction de guimauve, ou bien avec une infusion aqueuse de cerfeuil ; le liquide devra être tiède.

Si la maladie résiste aux moyens précédents, il faut avoir recours à des médicaments qu'il serait inutile d'indiquer ici, parce qu'ils demandent à être administrés par une main exercée.

DÉPLACEMENTS DE LA MATRICE

DESCENTE. — ABAISSEMENT. — RÉTROVERSION. — ANTÉVERSION.

Dans les déplacements de la matrice, il y a des distinctions importantes à établir; le traitement varie d'après le genre, le degré de déplacement, suivant que l'affection existe avec ou sans engorgement de l'organe, qu'il y a inflammation aigüe ou chronique. Dans tous les cas, l'inflammation utérine doit être combattue par les moyens indiqués au paragraphe : *Inflammation utérine* (p. 17).

Le tempérament lymphatique, la faiblesse des ligaments utérins, tout exercice de corps brusque et violent, une chute sur les genoux, les pieds, le cahot d'une voiture mal suspendue, des efforts immodérés pour aller à la garde-robe, dans le cas de constipation, une station trop prolongée, une frayeur, un coup porté sur le ventre, sont les causes qui donnent lieu aux déplacements de la matrice chez toutes les femmes indistinctement. A la suite des couches, on les observe fréquemment, chez les femmes qui se lèvent trop promptement, et qui veulent marcher dès les premiers jours; les fausses couches répétées doivent être considérées comme une des causes les plus fréquentes de descente de l'utérus ou des déviations de cet organe.

Les malades accusent un sentiment de pesanteur dans le bassin, de tiraillement vers les aines, les reins; une fatigue excessive au moindre exercice, des douleurs sourdes plus spécialement dans les flancs, dans le bas du ventre; elles sont tristes; elles éprouvent une espèce d'engourdissement, des maux d'estomac, des palpitations de cœur; des étouffements, des étourdissements; l'innervation est exaltée, il y a des écoulements blancs, des pertes rouges, une constipation opiniâtre, des envies fréquentes et souvent illusoires d'uriner, une diminution de l'embonpoint et de la fraîcheur.

Les accidents qui naissent des déplacements de la matrice sont en raison du degré de la maladie. Le traitement doit être approprié au genre, au degré du déplacement; il varie, suivant que cette affection est simple ou compliquée d'une autre maladie; aussi est-il absolument nécessaire de se livrer, au préalable, à un examen attentif de la partie malade.

Les moyens destinés à soutenir la matrice déplacée sont assez nombreux : nous n'en parlerons pas ici; il ne serait que nuisible d'exposer un traitement qui, le plus souvent, est purement mécanique et qui, mal employé, peut produire des accidents très fâcheux.

Dans tous les cas, il faut user d'une nourriture tonique s'il y a faiblesse de constitution, prendre des bains froids pendant l'été, des injections répétées plusieurs fois par jour, éviter la constipation par l'usage de lavements, s'abstenir de bains de siége, éviter de porter des corsets; si la position sociale de la malade le permet, elle devra, pendant quelque temps, rester couchée horizontalement. Je préfère une chaise longue au lit, qui a le grand inconvénient d'entretenir un état congestionnel du bassin.

ULCÈRES DE LA MATRICE.

Les ulcérations de la matrice sont toujours précédées de l'inflammation chronique de l'organe; aussi avons-nous cru devoir parler de cette dernière. L'ulcération négligée peut donner lieu au squirrhe, au cancer.

Toutes les affections utérines énumérées dans les paragraphes précédents, les émotions morales tristes, une alimentation de mauvaise nature, l'habitation dans des lieux bas et humides, les accouchements nombreux, les fausses couches répétées, l'hérédité, les règles douloureuses, sont les sources les plus fécondes des maladies de matrice en général, et des ulcérations en particulier.

Les ulcérations de la matrice sont très communes à Paris, où les flueurs blanches sont en quelque sorte endémiques. Dans les engorgements utérins, l'existence de l'ulcération est la règle; son absence, l'exception.

Les femmes accusent des douleurs fréquemment sourdes, profondes, brûlantes, s'irradiant dans les flancs, les reins, le dos, le long de la partie postérieure des cuisses, les aines. Elles ont des pertes utérines rouges ou blanches, un trouble plus ou moins marqué dans les fonctions digestives, des palpitations de cœur, la sensation d'une boule qui monte depuis le bas du ventre jusqu'à l'estomac et jusqu'à la gorge, des douleurs de tête, principalement au-dessus de la nuque, ou bien aux tempes; il semble à la malade que la tête est étreinte par un cercle; les idées sont tristes ; surviennent ensuite de la maigreur, de la pâleur, un teint jaune, des yeux cernés, de la constipation, une gêne dans l'émission des urines, l'exaltation de l'innervation. A tous ces symptômes se joint quelquefois un écoulement puriforme par les parties naturelles. Un fait remarquable est le suivant : très souvent les douleurs qui sont dues aux maladies utérines ne se font nullement sentir dans l'organe malade, où, dans beaucoup de cas, elles sont beaucoup plus légères qu'ailleurs. Combien de femmes se croient affectées de maladies de poitrine, d'estomac, d'intestins, et qui, après un examen sérieux et attentif de l'organe qu'on avait soupçonné malade, se trouvent avoir une maladie utérine !

Les soins hygiéniques, les moyens indiqués dans les pages précédentes sont utiles; mais pour obtenir une guérison réelle, il n'y a qu'un seul mode de traitement, la cautérisation des ulcérations. Je suis parvenue souvent à guérir de cette manière, en quelques séances, de malheureuses femmes dont la constitution était profondément délabrée depuis plusieurs années, par l'existence d'une ulcération du col de la matrice, dont elles ne soupçonnaient même pas la possibilité.

DU CANCER DE L'UTÉRUS

Le cancer de la matrice débute presque toujours par des ulcères d'abord simples, et qui sont négligés. On est rarement consulté, par les malades, avant que le mal ait fait beaucoup de progrès, quoique d'une manière insidieuse.

Le cancer de l'utérus se rencontre le plus souvent, lors de la cessation des règles, à l'époque critique, quoique cependant il ne soit pas rare de le voir se développer plus tôt. Toutes les affections morbides de la matrice peuvent produire cette affreuse maladie, les engorgements, l'inflammation chronique de cet organe, les pertes rouges, les écoulements blancs de toutes sortes, la suppression plus ou moins brusque des flueurs blanches par l'emploi des astringents, les accouchements laborieux, les fausses couches répétées, l'innervation exaltée, les chagrins profonds, etc.

Les douleurs produites par cette affection éclatent avec violence, lorsque la maladie devient incurable; il est donc de la plus grande importance de ne pas attendre pour se soumettre à l'examen de l'organe, qu'une affection simple de la matrice ait dégénéré en cancer.

Je me suis convaincue chez les personnes que j'ai soignées, qu'il n'en est pas une chez laquelle une affection morbide de l'utérus, quelle qu'elle soit, n'ait été accompagnée de quelques symptômes très appréciables, et indiquant de la manière la plus positive que la matrice pouvait être malade. Ainsi les écoulements blancs, le dérangement des règles, les pertes rouges, les douleurs dans le bas des reins ou dans les régions voisines, annoncent toujours une maladie utérine, et exigent impérieusement des soins médicaux.

DOULEURS NÉVRALGIQUES

DE LA

MATRICE

Cette affection se développe généralement chez les femmes de vingt à quarante ans ; elle est très-rare chez les jeunes filles et chez les femmes qui ont passé l'âge critique.

Elle peut dépendre d'une constitution très-nerveuse ; mais elle est due le plus souvent à une lésion de la matrice.

Je n'insisterai pas ici sur les différentes maladies qui peuvent déterminer la névrose utérine ; toutes celles que j'ai énumérées dans chaque paragraphe peuvent la produire. Un état nerveux très prononcé, la colère, la jalousie, les passions contrariées, peuvent en favoriser le développement.

Le plus souvent les douleurs névralgiques de l'utérus se déclarent d'une manière brusque : les femmes sont prises de douleurs qui ressemblent à des **CRAMPES** ; celles-ci partent des aînes, s'irradient dans les flancs, les reins, se prolongent dans les cuisses et s'étendent jusqu'aux pieds.

Lorsque ces douleurs débutent sans prodromes, elles sont presque toujours dues à une émotion morale très vive. Quelquefois elles s'annoncent, quelques jours avant l'attaque nerveuse, par des élancements qui partent de la partie inférieure du ventre, se font sentir dans les flancs et dans l'estomac. L'abdomen se tuméfie, devient douloureux à la pression; tristesse, malaise général, engourdissement, lassitudes spontanées. Les accès névralgiques peuvent se terminer d'une manière brusque, mais généralement les malades s'en ressentent quelque temps; il reste de petites douleurs sourdes; il y a sécheresse à la peau, courbature générale, sensation de chaleur brûlante au ventre et à la partie interne des cuisses.

Quand les crises nerveuses dépendent d'une maladie de la matrice, on doit mettre en usage tous les moyens destinés à combattre cette affection, afin de détruire la cause première.

Si les crises sont dues à un état nerveux très prononcé, il faut s'attacher à diminuer l'état prédominant par un exercice modéré, par des distractions, par l'éloignement d'émotions morales vives.

Pendant l'accès, je recommande à la malade de

prendre un bain un peu chaud, et d'y rester une heure et demie et même deux heures. Je prescris également les frictions faites avec une flanelle sèche à la sortie du bain, des lavements émollients et narcotiques, des injections de même nature, des boissons délayantes unies aux antispasmodiques.

Parmi ces derniers, je donne la préférence à une infusion de tilleul, avec addition d'une cuillerée à café de sirop d'éther; on peut ajouter une cuillerée de sirop d'*Althœa* par tasse.

INFLAMMATION DES OVAIRES

ET DES

LIGAMENTS DE LA MATRICE

Cette inflammation peut se développer d'emblée et causer des douleurs tellement vives, que les secours de l'art doivent intervenir immédiatement.

Le plus souvent cette affection débute ainsi : les femmes accusent une douleur sourde dans un des côtés du ventre ; quelquefois cette douleur existe des deux côtés à la fois. Dans la plupart des cas, elle débute d'une manière fort lente et très insidieuse.

Chez les jeunes femmes, cette affection est fréquemment produite par un accouchement laborieux, par de fausses couches répétées, par la suppression des écoulements naturels, qui font suite à l'accouchement.

Les autres causes de la maladie sont : les chutes, les plaies, les coups portés sur le ventre, enfin toutes les circonstances capables d'occasionner la métrite ; tels sont la suppression des règles, la menstruation difficile, un refroidissement subit, l'emploi de substances emménagogues, etc.

Dans les cas les plus ordinaires, la santé générale se maintient assez bonne; la menstruation est régulière, l'écoulement blanc peut manquer ou bien exister en petite quantité, mais une douleur légère, sourde, profonde, fixe, quelquefois se prolongeant dans les flancs, les reins, se fait sentir pendant un temps plus ou moins long, disparaît pour reparaître avec plus de tenacité ; l'exercice un peu prolongé l'augmente ou la fait renaître.

Les symptômes de l'inflammation des ovaires sont les suivants : sensation de chaleur dans le bassin, douleurs pongitives dans un ou dans les deux côtés du ventre. Ces douleurs s'irradient au loin, la sensibilité est beaucoup exaltée; cependant ce dernier symptôme peut manquer, car il m'est arrivé souvent d'explorer la partie malade, sans que les femmes se plaignissent que la douleur fût plus vive ; mais enfin, souvent, le ventre est douloureux à la pression, surtout quand l'affection morbide fait des progrès.

Pouls fréquent, chaleur et sécheresse à la peau, soif augmentée, dégoût pour les aliments, agitation, émission des urines et garde-robes douloureuses.

Comme je l'ai fait observer précédemment, il est des cas dans lesquels la santé générale se maintient assez bonne ; mais le plus souvent la constitution de la malade fléchit : il y a amaigrissement, pâleur, teinte jaune de la peau, troubles des fonctions digestives ; la maladie occasionne des dérangements menstruels, suppression des règles, pertes rouges, écoulements blancs.

Il est des sujets, chez lesquels l'inflammation des ovaires et des ligaments de la matrice reste longtemps stationnaire; aussi est-on dans l'usage d'attendre beaucoup trop de temps avant de consulter une personne de l'art.

Cette maladie est facile à combattre au début, mais elle devient excessivement rebelle, si l'on n'intervient pas avant qu'elle ait fait de grands progrès.

Je conseille, au début de la maladie, les bains entiers chauds à l'eau de son, ou bien avec des herbes émollientes, des lavements avec une décoction de guimauve et de têtes de pavots; purgatifs doux, régime adoucissant, compression légère du ventre avec une ceinture abdominale. Lorsque la maladie affecte une marche aiguë, il faut lui opposer les émissions sanguines sur le ventre, les cataplasmes ou les onctions hydrargyriques sur la même partie, le repos absolu, la diète, etc.

ACCIDENTS PRODUITS

PAR

L'ALLAITEMENT

Les femmes sont très souvent exposées à des accidents plus ou moins sérieux pendant le cours de l'allaitement, et surtout peu de temps après les couches, lorsqu'elles ne nourrissent pas. Ainsi, elles sont atteintes d'engorgement des mamelles, quelque fois même d'abcès qui produisent des désordres graves.

Toutes les fois qu'une femme est récemment accouchée, elle doit aviser au parti à prendre relativement à l'allaitement. Si elle se décide à ne pas nourrir son enfant elle-même, il faut qu'elle se soumette à un traitement particulier; elle doit apporter une plus grande attention à user convenablement des diverses choses qui constituent l'hygiène; elle boira des tisanes propres à produire une douce moiteur; le régime sera d'autant plus sévère que la fièvre sera plus vive; dans ce dernier cas, la nouvelle accouchée devra faire usage de purgatifs plus ou moins répétés et d'infusions de certaines plantes, et enfin de lavements rafraîchissants. Si malgré l'emploi de ces moyens les seins se tuméfient et deviennent douloureux, il est néces saire d'appliquer sur eux des liniments de diverses natures, mais il est toujours dangereux d'appliquer des astringents pour empêcher le lait de se porter aux mamelles; loin de conserver le sein, ils le flétrissent et le rident; mais ce qui doit surtout détourner les femmes de leur emploi, c'est qu'en y ayant recours elles s'exposent aux inflammations des seins, à l'engorgement de la matrice ou d'un autre organe essentiel à la vie.

Il est toujours utile, pour garantir les seins de tout accident, de les protéger du frottement des vêtements, en les garnissant d'une couche de coton cardé, qu'on a le soin de renouveler aussitôt qu'elle est mouillée.

DE LA STÉRILITÉ

CHEZ LA FEMME

La stérilité peut être constitutionnelle ou bien accidentelle, c'est-à-dire qu'elle peut dépendre d'un vice de conformation de la matrice et de ses annexes, ou bien dépendre d'une disposition générale de la constitution.

Le plus souvent, la stérilité reconnaît pour cause une maladie de la matrice ou une mauvaise direction du col de cet organe, un défaut de ton de son tissu musculaire. Toutes les maladies générales qui affaiblissent le système sont de nature à produire une stérilité temporaire.

Les maladies utérines qui peuvent empêcher la conception d'avoir lieu sont les suivantes : la nymphomanie, l'hystérie, l'état nerveux de la matrice, la métrite chronique, l'engorgement, l'hypertrophie de cet organe, les pertes blanches, les pertes rouges et les maladies de l'ovaire.

Les vices de conformation et les maladies de l'ovaire sont presque toujours des causes de stérilité incurables.

Quant aux maladies générales, il faut s'attacher à les combattre, afin de détruire leur influence pernicieuse sur la fécondation.

Lorsque la stérilité prend son point de départ dans une maladie utérine, je mets en usage les moyens appropriés qui ont été indiqués précédemment à l'histoire de chaque affection en particulier. Lorsqu'elle dépend de l'état général de la femme, je fais suivre à la malade un régime spécial.

C'est en se conformant aux principes précédents que beaucoup de jeunes femmes, entourées de toutes les jouissances que procure une belle position de fortune, mais profondément malheureuses de ne pas avoir d'enfant, ont pu, en suivant mes conseils, arriver à goûter le bonheur de la maternité.

MALADIES QUI SE RATTACHENT

A

L'AGE CRITIQUE

Les femmes, à cette époque de la vie, sont sujettes à des maladies qui puisent leur source dans la cessation même du flux menstruel.

Ces maladies peuvent dépendre de l'état général, ou bien d'une affection locale de l'utérus.

Celles que l'on rencontre le plus souvent, et qui sont dépendantes de la constitution, sont les suivantes : le gonflement inflammatoire des articulations, les affections goutteuses, les rhumatismes, les maladies de la peau, l'hydropisie, le cancer, etc.

Les accidents dépendant d'une affection locale et se manifestant au retour de l'âge, sont : les hémorrhagies utérines, les écoulements blancs, l'engorgement, l'inflammation chronique, l'ulcère, le cancer de la matrice, les polypes utérins, l'hydropisie et le squirre de l'ovaire.

L'hystérie est une affection assez fréquente à l'époque critique ; elle est souvent produite par l'innervation très exaltée.

Je ne puis indiquer un traitement applicable à tous les cas divers qui se présentent dans la pratique. Les moyens à mettre en usage sont subordonnés à la constitution de la femme et à la maladie qui complique si souvent la terminaison du flux menstruel.

Un régime convenablement dirigé étant le meilleur moyen pour prévenir les accidents si fréquents à cette époque, je me bornerai à indiquer les précautions à prendre afin d'éviter les maux qu'entraîne un traitement mal dirigé.

Les femmes, qui habitent les villes, doivent s'imposer plus de privations que celles des campagnes ; l'air libre dont jouissent ces dernières, leur régime frugal, l'exercice continuel auquel elles se livrent, leur évitent en effet bien des maux.

Comme moyen préservatif, il faut placer en première ligne l'hygiène.

Les femmes qui sont sur le point de perdre, doivent éviter les grandes assemblées qui vicient l'air, les veilles prolongées, consacrées au jeu ; les chambres peu aérées et fermées leur sont nuisibles. Elles doivent éviter les corsets serrés, ne pas porter de robes de bals, qui laissent nus les bras et la poitrine ; elles doivent éviter les lits mous et coucher sur des lits composés de matelas de crin. Les femmes pléthoriques ne resteront pas trop ongtemps au lit; elles se lèveront de bonne heure, afin de se livrer à l'exercice, qui est surtout salutaire le matin.

Les femmes d'un tempérament nerveux ont besoin d'un sommeil réglé, qui leur est favorable, s'il n'est pas excessif.

Les femmes sanguines, qui étaient sujettes à des évacuations abondantes, doivent se nourrir de viandes blanches, ne boire que de l'eau légèrement rougie; les boissons acidulées leur conviennent; les aliments végétaux, les fruits de la saison sont les plus convenables, aux femmes pléthoriques.

Elles s'abstiendront de l'usage de gibier, de viandes salées, de café, de thé, de liqueurs et de vins généreux.

Les femmes d'un tempérament lymphatique useront de mets réparateurs, prendront modérément d'un vin vieux, feront usage de café noir pris en petite quantité; elles se soumettront à des frictions sèches; elles porteront des vêtements de flanelle.

Les femmes nerveuses doivent s'abstenir d'aliments farineux; ces derniers ont l'inconvénient d'augmenter les flatuosités auxquelles les malades sont habituellement sujettes.

Je ne saurais trop engager les femmes à éviter les affections tristes si nuisibles à la santé, les personnes qui les entourent doivent, par tous les moyens possibles, chercher à leur procurer le calme de l'âme, en leur témoignant une vive affection.

Un régime échauffant, des remèdes de même nature, peuvent produire de grands accidents, à une époque où les femmes sont sujettes au hémorrhoïdes, aux hémorrhagies de l'utérus, aux attaques d'apoplexie.

Je recommande d'éviter les bains de siège, les purgatifs, les lavements irritants. Les purgatifs dont les femmes font usage sans consulter, ont souvent des effets funestes, soit en congestionnant la matrice, soit en produisant un effet débilitant.

Les femmes robustes, qui ne font pas usage à temps des moyens hygiéniques que j'indique, sont exposées à éprouver des accidents sérieux et des malaises de toutes sortes, tels sont : des bouffées de chaleur, des insomnies, des rêves fatigants, de la difficulté dans la respiration, des troubles de la vision, des bourdonnements dans les oreilles, des pesanteurs dans les cuisses, des douleurs inflammatoires des intestins, des hémorrhoïdes. Chez d'autres, les accidents s'annoncent sous une apparence nerveuse ; il y a étouffements, strangulation, attaques hystériques.

BIBLIOTHÈQUE IMPÉRIALE IMPR.

www.ingramcontent.com/pod-product-compliance
Ingram Content Group UK Ltd.
Pitfield, Milton Keynes, MK11 3LW, UK
UKHW021121230726
13926UKWH00002B/579